LES MÉDECINS ET LA MÉDECINE

DANS L'AVESTA.

Ce n'est pas dans un siècle où la physiologie (née elle-même du progrès des connaissances physiques et chimiques) est en train de créer la médecine scientifique, qu'il peut encore y avoir lieu de plaisanter sur les préceptes de la vieille thérapeutique fétichiste, métaphysique et conjuratoire.

Ces anciennes pratiques sont celles que nous retrouvons encore chez les peuples inférieurs de l'humanité, et même, au milieu de nous, parmi les populations que la civilisation moderne n'a qu'imparfaitement pénétrées.

Dans les fragments de l'Avesta qui sont parvenus jusqu'à nous, il est question, en deux passages assez importants, de la médecine et des médecins. Ces deux passages appartiennent au livre du Vendidad : l'un d'eux forme le chapitre vingtième ; l'autre est un fragment du chapitre quatorzième. Nous nous proposons de donner le texte de ces deux morceaux, transcrit en caractères latins, de les traduire et de les commenter.

I. — Chapitre vingtième du Vendidad.

Un certain nombre des chapitres du Vendidad traitent, souvent sans aucune transition, de matières fort différentes. Les rédacteurs passent tout à coup d'un sujet à un autre, sans que rien n'indique ce brusque changement. Dans le vingtième chapitre, il n'en est pas ainsi. Ce chapitre est consacré tout entier à la médecine. Il est vrai qu'on pourrait le diviser en deux parties : dans la première, il est question de la révélation que fait Ahura Mazdâ (Ormuzd) à Zarathustra (Zoroastre), concernant l'origine divine de l'art médical ; dans la seconde, nous trouvons une prière, une invocation par laquelle le Mazdéen demande l'éloignement des maux corporels et bénit les remèdes qui peuvent les chasser.

Que ces deux parties n'aient pas été composées à la même époque, qu'elles aient formé, tout d'abord, chacune un tout différent, le fait est possible et même vraisemblable ; mais, tel qu'il se présente à nous dans sa rédaction définitive, le chapitre en question constitue un ensemble bien délimité.

Cela dit, nous entrons en matière :

1. *pereçaṭ zarathustrô ahurem mazdãm ahura mazda mainyû çpènista dâtare gaêthanãm açtvaitinãm aṣâum kô paoiryô maṣyânãm thamanañuhatãm*

2. *varećañuhatãm*

3. *yaokhstivatãm*

4. *yâtumatãm*

5. *raêvatãm*

6. *takhmanãm*

7. *paradhâtãm*

8. *yaçkem yaçkâi dârayaṭ mahrkem mahrkâi dârayaṭ*

9. *vazemnô açti dârayaṭ*

10. *athrô taphñus dârayaṭ tanaoṭ haća maṣyêhê.*

« Interrogavit Zarathustras Ahurum Mazdam : Ahure

Mazda, spiritus sanctissime, conditor mundorum corporeorum, pure, quis primus mortalium auxiliatorum, splendentium, potentium, arte præditorum, illustrium, pollentium, legem in primis qui habuerunt (?), morbum morbo affixit, mortem morti affixit, ... affixit, ignis æstus (1) affixit, longe a corpore mortalis? »

Les différents génitifs pluriels qui se rencontrent dans les sept premiers versets offrent, pour la plupart, quelque difficulté. Le premier de ces mots, que M. Spiegel traduit par « heilkundig », c'est-à-dire ayant la science des remèdes, et M. de Harlez par « préservant des maux », comporte bien ce sens, mais seulement grâce à une sorte de paraphrase. A nos yeux, il ne signifie que « portant du secours », *auxiliator*. Telle est l'explication que fournit la version huzvârèche, la tradition, et nous ne voyons rien qui s'oppose à la faire admettre ici purement et simplement.

Nous avons traduit le second mot par « plein d'éclat, resplendissant », *splendens*. La tradition le rend par « sage », mais n'est-ce pas là une sorte de paraphrase un peu vague? Le mot est tiré du substantif *varcćah-* (en sanskrit *varćas-*) qui, très-certainement, a le sens de « éclat, splendeur ». La tradition, commentant le terme en question, dit : sage comme Kâus ; ce dernier, le Kava uça de l'Avesta, est traité de *asvarećo kava uça* dans le cinquième yest. Au vingtième chapitre du Vendidad, M. Spiegel rend le mot par « handelnd » et dans le yest en question par « sehr glænzend » ; dans le premier cas, M. de Harlez le traduit « sage » ; dans le second, « brillant ». Il y a là une contradiction. Le dernier sens nous

(1) H. e. febrim.

paraît seul exact ; c'est d'ailleurs affaire aux commentateurs que de déterminer ce qu'il faut entendre au juste par ce terme vague de brillant, de resplendissant ; on peut briller de sagesse, comme de toute autre qualité.

Le mot *yaokhstivat-* ne saurait être rendu, comme le fait M. de Harlez, par « bienveillant ». La traduction huzvârèche l'explique ainsi : « pourvu de volonté », et Anquetil dit très-justement « qui a fait tout ce qu'il a voulu ». La version exacte est donc celle-ci : « capable de faire ce qu'il veut ». Le terme « unumschrænkt » (ayant un pouvoir illimité) est donc fort juste ; l'expression de M. Justi « mit kraft versehen » est exacte, ainsi que le mot « potens », mais le mot « unumschrænt » est peut-être plus rigoureux.

La version huzvârèche rend le mot suivant par « riche ». C'est encore là une sorte de paraphrase. Nous ne doutons pas que la traduction étymologique ne donne parfaitement ici le sens véritable : « doué d'un pouvoir magique ».

La glose traditionnelle « élevé comme Zoroastre » nous autorise à rendre *raêvat-* par « plein de lustre, de splendeur, illustre ». M. Spiegel dit « glænzend », M. de Harlez « noble ».

Nous traduisons *paradhâta-* par *legem in primis qui habuit,* ce qui donne d'une façon exacte le sens littéral du composé en question, et qui, d'autre part, s'accorde avec la version huzvârèche, mais ce qui, par contre, a besoin d'être éclairci. Pour M. de Harlez, il s'agit de « justes par dessus tout », d'individus « pour qui la loi était le bien suprême ». Rien ne semble autoriser cette version, et elle ne s'accorde guère avec l'ensemble du texte. En fait, ainsi que le dit M. Spiegel dans son *Com-*

mentaire, le mot est composé de *para* « avant, précédemment », et de *dâta-* « loi » : « ayant la loi avant ». Mais qu'entendre par là ? Ce que nous enseigne encore la tradition : « les individus qui ont précédemment régné ou qui ont régné les premiers ». (Consultez Windischmann, *Zoroastrische studien*, p. 191 s. ; Spiegel, trad., t. III, p. LXVI ; *Comment.*, t. I, p. 459.)

Aucune expression ne nous paraît mieux rendre le sens du causatif de *dar* « tenir » que le latin *affigo, affixi : affigere cruci, terræ, memoriæ.* L'auteur du passage dont il s'agit considérait évidemment la maladie et la mort comme des entités, comme des êtres ayant une espèce d'existence indépendante ; de là ces expressions de faire tenir la maladie à la maladie, la mort à la mort : « il retint la maladie et la mort captives, il les empêcha de se développer, il les enchaîna », *morbum vinxit.* La version huzvârèche ne laisse ici aucun doute.

Quant aux « ardeurs du feu », on pourrait les exprimer simplement par le mot de « fièvre ».

La plus grande obscurité règne sur le neuvième verset. Faut-il regarder *vazemnô açti* comme deux mots distincts ? n'est-ce qu'un composé ? faut-il, avec un manuscrit, lire *vazimanô*, et, avant tout, quel est le sens de cette expression ? On a proposé plusieurs traductions : il s'agirait de la destruction des os, de la destruction du corps, du couteau qui blesse, etc. (Consultez Spiegel, *Comment.*, t. I, p. 459 s.) Tout cela n'est que très-problématique, et la traduction huzvârèche ne nous apporte malheureusement ici aucune lumière. Évidemment, il s'agit d'un mal, d'une maladie quelconque ; mais quel nom lui donner ? Nous nous abstenons de traduire ce passage difficile.

11. *âaṭ mraoṭ ahurô mazdǣ thritô paoiryô çpitama zarathustra maṣyânãm thamnañuhatãm varećañuhatãm yaokhstivatãm yâtumatãm raêvatãm takhmanãm paradhatanãm yaçkem yaçkâi dârayaṭ mahrkem mahrkâi dârayaṭ vazemnô açti dârayaṭ âthrô taphnus dârayaṭ tanaoṭ haća maṣyêhê.*

« Tunc dixit Ahurus Mazda : Thritus primus, sanctissime Zarathustra, mortalium auxiliatorum, splendentium, potentium, arte præditorum, illustrium, pollentium, legem imprimis qui habuerunt, morbum morbo affixit, mortem morti affixit, ... affixit, ignis æstus affixit, longe a corpore mortalis ».

12. *viçćithrem dim ayaçata âyapta khṣathra vairya*

13. *paitistâtèê yaçkahê paitistâtèê mahrkahê paitistâtèê dâžu paitistâtèê taphnu*

14. *paitistâtèê çâranahê paitistatèê çâraçtyêhê paitistâtèê ažanahê paitistâtèê ažahvahê paitistâtèê kurughahê paitistâtèê aživâkahê paitistâtèê durukahê paitistâtèê açtairyêhê paitistâtèê aghiṣyǣ pûityǣ âhityǣ yâ añrô mainyus phrâkerentaṭ avi imâm tanûm yãm maṣyânãm.*

« Remedium poposcit, favente Khṣathro Vairyo, ad obsistendum morbo, ad obsistendum morti, ad obsistendum malo, ad obsistendum æstui, ad obsistendum ...., ad obsistendum vitio (?), putredini, tabi, quæ Anrus mainyus creavit adversum corpus mortalium ».

Le mot *viçćithra-* ne peut signifier que « remède » d'après le sens général du texte. D'ailleurs, avec cette expression de remède, nous ne rendons peut-être que la signification très-générale du mot. Malheureusement, rien ne vient nous aider à la rendre plus précise. Le pronom *dim* semble jouer ici le rôle d'une enclitique : *remedium quoddam*. Quant à *âyapta* et à *khṣathra vairya,* ces expressions sont au cas instrumental : « il demanda par faveur, par Khṣathra vairya... ». En latin, la formule de l'ablatif absolu semble assez bien rendre, d'une façon sommaire, cette sorte d'idiotisme du zend.

La traduction littérale des formules *paitistâtèê yaçkahê, paitistâtèê mahrkahê,* etc., serait l'emploi d'un datif pour le premier mot, d'un génitif pour le second. En ce qui concerne les formes *dâżu* et *taphnu,* il est évident qu'elles n'ont rien de grammatical ; on devait s'attendre à *dâżaos* et *taphnaos*.

Les neuf premiers génitifs du quatorzième verset sont difficiles à traduire. Tout ce passage existe dans le texte zend, mais il n'est pas rendu dans la version huzvârèche, et la tradition moderne ne fournit que des renseignements peu précis. Il se peut que *çâranahê* doive être traduit par *cephalalgiæ,* mais cela n'est qu'une supposition.

Quant aux derniers mots du verset, ils présentent encore un idiotisme. L'article *imãm* est à peu prés enclitique ; la version littérale serait : *adversum hoc corpus quod mortalium.*

15. *adha azem yô ahurô mazdǡ urvarǡ baêṣazyǡ uzbarem*

16. *pôurus pôuru çatǡ pôurus pôuru hazaṅrãi pôurus pôuru baêvanô*

17. *aoim gaokerenem pairi.*

« Alors, moi Ahura Mazdâ, je produisis les plantes médicinales par centaines, par milliers, par dizaines de mille, [et] parmi elles le gaokerena ».

Cette dernière plante, le *gaokerena,* est le *haoma* blanc, qui joue un grand rôle dans le récit des écrivains mazdéens du moyen âge sur la résurrection. Dans les *Zoroastrische studien* de Windischmann (p. 165 et s.), il se trouve un important article sur le paradis mazdéen et le haoma blanc. Nous y renvoyons le lecteur. Voyez les autres indications données par M. Justi dans son dictionnaire zend, p. 99.

18. *taṭ vîçpem phrînâmahi taṭ vîçpem phraêṣyâmahi taṭ vîçpem nemaqyâmahi avi imãm tanûm yãm maṣyânãm.*

« Illud omne diligimus, illud omne exposcimus, illud omne colimus, erga corpus mortalium ».

Ici se trouve répété dans le texte zend ce fragment que nous avons rapporté ci-dessus, au verset quatorzième, et qui n'est point dans la traduction huzvârèche.

Depuis ce verset jusqu'à la fin du chapitre, les paroles de louange ou d'imprécation sont placées dans la bouche du Mazdéen : louange aux remèdes créés par Ahura Mazdâ, imprécations contre les maux envoyés par Añra mainyu.

19. *yaçkem thwãm paiti çañhâmi mahrkem thwãm paiti çañhâmi dâžu thwãm paiti çañhâmi taphnu thwãm paiti çañhâmi*

20. *aghiṣe thwãm paiti çañhâmi.*

« Morbe, te exsecror ; mors, te exsecror ; malum, te exsecror ; æstus, te exsecror ; pravitas (?), te exsecror. »

Les substantifs *yaçkem, mahrkem,* etc., du dix-neuvième verset, sont à l'accusatif et s'accordent avec le pronom *thwãm ;* au verset vingtième, au lieu de la forme *aghiṣê,* nous devrions donc trouver l'accusatif *aghiṣîm.*

21. *yêñhê vareda vanaêma drujem druja vareda vanaêma*

22. *yêñhê khṣathrem aojôhvaṭ maibyô ahurâ.*

Ces deux versets, qui sont empruntés à l'un des cantiques de la seconde partie du Yaçna (chap. 31, 4), offrent une difficulté. Le mot à mot nous donne ceci : « Que par la force de celui-là nous puissions vaincre la Druje, nous puissions vaincre les Drujes ! » Mais à quel nom se rapporte le pronom *yêñhê, illius?* M. Spiegel suppose que c'est au haoma blanc, au gaokerena, dont il est parlé dans le dix-septième verset. Le fait est possible, mais rien ne le démontre d'une façon certaine. Quant au mot à mot du vingt-deuxième verset, il nous donne : « Que le pouvoir plein de force de celui-là [soit] à moi, ô Ahura » ! M. de Harlez pense qu'il faut renverser les termes et supprimer le second pronom ; il traduit donc ainsi : « Qu'il nous soit donné, ô Ahura, un pouvoir fort ; que par sa puissance je fasse périr la Druje ». Nous ne pouvons nous rallier à cette explication, ni admettre le moyen, trop peu respectueux du texte, qui la rend possible. Traduisons donc simplement ainsi : « Par sa force, puissions-nous vaincre la Druje, puissions-nous vaincre les Drujes ! A moi, ô Ahura, sa force puissante ! » Reste, d'ailleurs, à déterminer si le pronom *sa* s'applique au précieux remède du gaokerena.

23. *paiti perenê yaçkahê paiti perenê mahrkahê paiti perenê daž̄u paiti perenê taphnu*

24. *paiti perenê aghiṣyǣ pûityǣ âhityǣ yâ añrô mainyus phrâkerentaṭ avi imãm tanûm yãm maṣyâkãm*

25. *paiti perenê viçpem yaçkemća mahrkemća viçpê yâtavô pairikǣçća viçpǣ janayô yǣ drvaitis.*

« Impugno morbum, impugno mortem, impugno malum, impugno æstum, impugno vitium, putredinem, tabem, quæ Anrus mainyus creavit adversum corpus mortalium. Impugno omnem morbum mortemque, omnes Yatus et Pairikas, omnes Janes irruentes ».

Les Yâtus (nominatif singulier *yâtus,* pluriel *yâtavô*) sont de mauvais génies du sexe masculin. Par contre, les Pairikas (nomin. sing. *pairika,* plur. *pairikāo*) sont des démons féminins, ainsi que les Janis (nomin. sing. *jainis,* acc. plur. *janayô*), les Djinns.

Les derniers versets du chapitre reproduisent la prière *airyêmâ iṣyô,* qui forme le cinquante-troisième chapitre du Yaçna. Quelque idée que l'on se forme de la personnalité d'*Airyaman iṣya,* qu'on le regarde comme un individu véritable, identique à l'Aryaman hindou, ou qu'on ne le considère, comme le fait aujourd'hui M. Spiegel (traduct. de l'*Av.,* t. III, p. 34, en note), que comme une hypostase de la prière qui porte ce nom ; en d'autres termes, qu'il ait eu une origine individuelle parfaitement ancienne, ou qu'il ne soit que la personnification de la soumission à la loi sainte, Airyaman a ici une existence bien nette. On le prie de venir pour la joie des disciples du zoroastrisme et de combattre les maladies, la mort et tous les démons.

Voici maintenant la traduction française de l'ensemble du morceau :

« Zarathustra interrogea Ahura Mazdâ : O Ahura Mazdâ, esprit très-saint, créateur des mondes corporels, pur ! Qui fut le premier des mortels secourables, resplendissants, puissants, doués d'un merveilleux pouvoir, illustres, forts, ayant eu les premiers la loi, qui retint la maladie à la maladie, qui retint la mort à la mort, qui retint....., qui retint les ardeurs de la fièvre loin du corps de l'homme?

« Ahura Mazdâ dit alors : O très-saint Zarathustra, Thrita fut le premier des mortels secourables, resplendissants, puissants, doués d'un merveilleux pouvoir, illustres, forts, ayant eu les premiers la loi, qui retint la maladie à la maladie, qui retint la mort à la mort, qui retint ....., qui retint les ardeurs de la fièvre loin du corps de l'homme. Il demanda un remède, par la grâce de (?) Khṣathra vairya, pour lutter contre la maladie, pour lutter contre la mort, pour lutter contre le mal, pour lutter contre la fièvre, pour lutter contre....., pour lutter contre le mal (?), l'infection, l'impureté qu'Anra mainyu créa à l'égard du corps humain. Alors, moi Ahura Mazdâ, je produisis les plantes médicinales par centaines, par milliers, par dizaines de mille ; parmi elles le Gaokerena.

« Nous chérissons tout cela, nous demandons instamment tout cela, nous honorons tout cela à l'égard du corps humain.

« Je te maudis, ô maladie ; je te maudis, ô mort ; je te maudis, ô mal ; je te maudis, ô fièvre ; mauvais état (?), je te maudis !

« Par sa force puissions-nous vaincre la Druje, puissions-nous vaincre les Drujes ! A moi, ô Ahura Mazdâ, sa force puissante !

« Je combats la maladie, je combats la mort, je combats le mal, je combats la fièvre, je combats le mal, l'infection, l'impureté, qu'Anra mainyu créa à l'égard du corps humain. Je combats toute maladie et [toute] mort, je combats tous les Yâtus et Pairikas, tous les Djanis qui se précipitent à l'attaque ».

Ce chapitre enseigne purement et simplement tout ce qu'enseigne le reste de l'Avesta : l'origine de toutes choses est divine, celle des biens comme celle des maux. Toutefois le mal et le bien n'ont pas un seul et même auteur, ainsi qu'il arrive chez les juifs et chez les chrétiens, mais tous les biens proviennent d'Ormuzd, et tous les maux proviennent d'Ahriman. Ce dernier a créé toutes les maladies ; le premier a créé tous les remèdes.

II. — Fragment du septième chapitre du Vendidad.

Nous venons de voir, par l'étude du vingtième chapitre du Vendidad, que la médecine est d'origine divine. Un fragment du septième chapitre du même livre (versets 94 à 121) va nous apprendre comment s'acquiert le pouvoir de pratiquer la médecine, quels sont les honoraires dus à un médecin, et enfin quels sont parmi tous les médecins ceux qui méritent la plus grande confiance. Tout le fragment est un dialogue entre Zoroastre et Ormuzd. Zoroastre interroge, et Ormuzd révèle.

Première partie du morceau : Comment l'on acquiert le droit de se livrer à la médecine.

94. *dâtare gaêthanãm açtvaitinãm aṣâum yaṭ aêtê yô mazdayaçna baêṣazâi phravazə̄ntê*

95. *katâro paourvô âmayə̄nti mazdayaçnaêibyô vâ daêvayaçnaêibyô vâ.*

« Créateur des mondes corporels, ô [toi qui es] pur ! Quand [ceux-ci qui sont] des mazdéens s'adonnent à la médecine, qui les premiers doivent-ils traiter, ou des mazdéens, ou des sectateurs des démons » ?

96. *âaṭ mraoṭ ahurô mazdə̄ daêvayaçnaêibyô paourvô âmayə̄nti yatha mazdayaçnaêibyaççiṭ.*

« Tunc dixit Ahurus mazda : in primis in dæmonicolis experiendum est, posthac in mazdæis ».

97. *yaṭ paoirîm daêvayaçnô kerentâṭ ava hô mairyâitê yaṭ bitîm daêvayaçnô kerentâṭ ava hô mairyâitê yaṭ thritîm daêvayaçnô kerentâṭ ava hô mairyâitê*

98. *anâmâtô zî aêṣô yavaêća yavatâtaêća.*

« Si, en premier lieu, il opère un sectateur des démons et si celui-ci trépasse ; si, en second lieu, il opère un sectateur des démons et si celui-ci trépasse ; si, en troisième lieu, il opère un sectateur des démons et si celui-ci trépasse, il est inhabile [à opérer] pour toujours ».

99. *mâća paçćaêta mazdayaçna vîmâdhaçćit vîmâdhayanta mâća kerentu mazdayaçna mâća kerentu iriṣyâṭ.*

Ce verset offre certaines difficultés. A la vérité, le sens général n'est pas douteux : « celui qui a manqué trois opérations pratiquées sur des individus non mazdéens n'a pas le droit d'en pratiquer sur des mazdéens, de peur de les blesser ». Mais la construction grammaticale est tout à fait obscure. M. Spiegel traduit ainsi : *Nicht sollen hernach die mazdayaçnas es versuchen, nicht soll er an den mazdayaçnas schneiden, nicht soll er durch schneiden verwunden* (op. cit., t. I, p. 131). De la sorte, *vîmâdhayanta* aurait pour sujet *mazdayaçna*, et le sujet des verbes *kerentu* et *iriṣyaṭ* serait le pronom singulier *aêṣô* « il » du précédent verset ; *kerentu* serait pour *kerentatu*. Le second *kerentu* serait un substantif au cas instrumental : par coupure, par l'action de couper. Tout cela est bien problématique. Peut-être faut-il traduire le premier membre de la phrase par *non jam medicetur mazdæos,* le second par *non resecet...*, le troisième par *ne vulneret.* En somme, nous ne pouvons proposer ici qu'une traduction très-large, tout en pensant qu'il n'y a pas lieu de se tromper sur le sens.

100. *yêzi paçćaêta mazdayaçna vîmadhaççit vîmâdhayanti yêzi keretu mazdayaçna yêzi keretu irişyâţ.*

Nous retrouvons ici toutes les incertitudes du verset précédent. Nous ne pouvons traduire, ici également, que d'une façon approximative : « Si, après avoir manqué trois opérations sur des non mazdéens, il traite un mazdéen, et si ce dernier devient victime du traitement .. ». Le verset suivant nous apprend quel est le châtiment.

101. *para hê irişentô raêşem ćikayâţ baodhôvarstahê ćithaya.*

« Qu'il paie la blessure du blessé par la peine du *baodhôvarsta* ». Cette peine ne s'applique qu'à l'auteur d'un acte commis en toute conscience, ainsi que l'indique l'étymologie du mot. La tradition moderne des Parses veut que ce châtiment ait consisté en une mutilation des membres, particulièrement en la résection de six doigts. Hâtons-nous d'ajouter que cette opinion n'est appuyée d'aucune preuve.

Nous arrivons à l'hypothèse contraire, au cas où le médecin a réussi dans son traitement préalable d'un non mazdéen, ou plutôt de trois non mazdéens.

102. *yaţ paourûm daêvayaçnô kerentâţ apa hê jaçâţ yaţ bitîm daêvayaçnô kerentâţ apa hê jaçâţ yaţ thritîm daêvayaçnô kerentâţ apa hê jaçâţ*

103. *amâtô zî aêşô yavaêća yavatâtaêća.*

« Si, une première fois, il opère un sectateur des démons et si celui-ci guérit ; si, une seconde fois, il opère un sectateur des démons et si celui-ci guérit ; si, une troisième fois, il opère un sectateur des démons et si celui-ci guérit, il est apte pour toujours [à opérer] ».

104. *vaçô paççaêta mazdayaçna vîmâdhaççit vîmâdhayanta vaçô kerentu mazdayaçna vaçô kerentu baêṣazyâṭ.*

Les obscurités des versets 99 et 100 se retrouvent ici. Quelle est la forme grammaticale de *mazdayaçna* et de *kerentu?* M. Spiegel traduit ainsi : *Nach wunsch sollen es hernach die Mazdayaçnas mit ihm versuchen, nach belieben schneide er an den Mazdayaçnas, nach belieben heile er durch schneiden.* C'est considérer le premier *mazdayaçna* comme un sujet, le second comme un régime : « les Mazdéens peuvent dès lors avoir recours à lui, et il peut, à son gré, opérer les Mazdéens... ». M. de Harlez simplifie : « Il peut exercer la médecine à son gré, il peut pratiquer des incisions et traiter par des opérations chirurgicales ». Peut-être M. de Harlez a-t-il raison de regarder les deux *mazdayaçna* comme deux accusatifs du pluriel. Le sens général est alors celui-ci : « Que dès lors il soigne à son gré les Mazdéens, qu'il les opère à son gré ». Dans ce dernier membre de phrase (qu'il les opère à son gré), nous réunissons les deux derniers membres de phrase du texte.

Ici finit la première partie du fragment, le passage dans lequel il est parlé des preuves qu'un individu doit fournir de sa capacité pour être admis à pratiquer la médecine. Dans la seconde partie, qui comprend les versets 105 à 117, il est question de la rémunération due aux médecins. Cette rémunération, comme on va le voir, n'est point en proportion des mérites de l'homme de l'art ; elle est proportionnelle à la condition du patient.

105. *âthravanem baêṣazyâṭ dahmayâṭ parô âphritôiṭ.*

« Qu'il soigne un prêtre pour une prière de bénédiction ».

M. Spiegel traduit simplement (comme nous le faisons nous-même) : *Einen priester heile er für einen frommen segensspruch*. Mais il ne s'agit point de telle ou telle bénédiction banale : le prêtre est tenu ici à une certaine formule. Haug a raison de dire que *dahma âphriti* est le nom technique d'une oraison du Yaçna (*Ueber den gegenw. stand der zendphilol.*, p. 34). M. de Harlez a adopté cette opinion en traduisant ainsi : « Que le médecin mazdéen traite un prêtre sans demander d'autre salaire que les prières liturgiques de bénédiction ».

106. *nmânahê nmânô paitîm baêṣazyâṭ nitemem çtaorem arejô*

107. *vîçô vîçpaitîm baêṣazyâṭ madhemem çtaorem arejô*

108. *zantèus zantu paitîm baêṣazyâṭ aghrîm çtaorem arejô*

109. *dañhèus dañhu paitîm baêṣazyâṭ vâkhṣem čathru ṣukhtem arejô.*

« Qu'il soigne un chef de maison pour une bête de trait de petite espèce ; qu'il soigne un maître de hameau pour une bête de trait de l'espèce moyenne ; qu'il soigne un maître de clan pour une bête de trait de la grande espèce ; qu'il soigne un maître de district pour un quadrige ».

110. *yaṭ paoirîm nmânahê nmânô paitîm nâirikãm baêṣayâṭ kathwa daênô arejô*

111. *vîçô vîçpaitîm nâirikãm baêṣazyâṭ gava daênô arejô*

112. *zantèus zantu paitîm nâirikãm baêṣazyâṭ açpa daênô arejô*

113. *dañhèus dañhu paitîm nâirikãm baêṣazyâṭ ustra daênô arejô*

114. *viçô puthrem baêṣazyâṭ aghrîm çtaorem arejô.*

« Que d'abord il soigne la femme d'un chef de maison pour une ânesse ; qu'il soigne la femme d'un chef de hameau pour une vache ; qu'il soigne la femme d'un chef de clan pour une jument ; qu'il soigne la femme d'un chef de district pour une chamelle ; qu'il soigne un fils du hameau pour une bête de trait de la grande espèce ».

M. Spiegel traduit le premier mot de ces versets, *yaṭ*, par *wenn (wenn er zuerst die frau...)*, et M. de Harlez dit de même : « S'il soigne en premier lieu la femme d'un chef de nmâna, son salaire sera de la valeur d'une ânesse. Qu'il traite... ». La forme même du verbe, *baêṣazyâṭ*, et l'ensemble du texte s'opposent à cette traduction. La formule est évidemment la même pour les cinq hypothèses ici énumérées. Par ces mots *yaṭ paoirîm*, l'auteur veut dire : « et tout d'abord ».

115. *aghrîm çtaorem baêṣazyâṭ madhemem çtaorem arejô*

116. *madhemem çtaorem baêṣazyâṭ nitemem çtaorem arejô*

117. *nitemem çtaorem baêṣazyâṭ anumaêm arejô anumaêm baêṣazyâṭ gèus qarethahê arejô.*

« Qu'il soigne une bête de trait de la grande espèce pour une bête de trait de l'espèce moyenne ; qu'il soigne une bête de trait de l'espèce moyenne pour une bête de trait de la petite espèce ; qu'il soigne une bête de trait de la petite espèce pour un animal appartenant au petit bétail ; qu'il soigne un animal appartenant au petit bétail pour la nourriture d'un bœuf ».

Les trois derniers versets du fragment (118 à 120) supposent le cas où l'on a mandé pour le malade un certain nombre de médecins. C'est celui de Sganarelle : « Vite, qu'on m'aille quérir des médecins, et en quantité ! » (L'*Amour médecin*, acte premier, scène septième).

118. *yaṭ pôuru baêṣaza henjaçañti çpitama zarathustra.*

« Et lorsque de nombreux médecins sont assemblés, ô très-saint Zarathustra ! » Le verbe zend répond au latin *convenire, concurrere :* « Et lorsqu'on a fait venir plusieurs médecins... ». L'interpellation « ô très-saint Zarathustra ! » nous montre que cette phrase n'est point une interrogation de Zarathustra ; c'est toujours Ahura Mazdâ qui parle.

119. *keretô baêṣazèçča urvarô baêṣazèçča mãthrô baêṣazèçča.*

« Médecins traitant par des opérations, médecins traitant par des plantes, médecins traitant par le texte saint ».

120. *aêṣô zî açti baêṣazanãm baêṣazyôtemô yaṭ mãthrem çpentem baêṣazyô.*

La construction grammaticale des derniers mots est certainement obscure, mais le sens du verset n'est point douteux : « Celui-là est le plus efficace des médecins (le plus remédiant des remédiants), qui traite au moyen du texte saint », c'est-à-dire par le récit de telles ou telles parties du texte, par des oraisons conjuratoires, par des incantations.

Il nous reste maintenant à donner la version de tout ce fragment. Nous avons vu, dans l'analyse ci-dessus, que plusieurs versets ne peuvent être traduits que d'une façon vague et seulement approximative ; nous avons soin de les signaler au lecteur en les mettant entre parenthèses. On voudra bien, dans ce cas, ne pas attacher à notre version plus de valeur que nous ne lui en donnons nous-même.

« Créateur des mondes corporels, ô pur ! Lorsque des Mazdéens s'adonnent à la médecine, qui doivent-ils traiter tout d'abord, des Mazdéens ou des sectateurs des démons ?

« Ahura Mazdâ dit alors : Qu'ils expérimentent d'abord sur des sectateurs des démons, ensuite sur des Mazdéens. Si, pour la première fois, il opère un sectateur des démons et si celui-ci vient à mourir ; si, pour la seconde fois, il opère un sectateur des démons et si celui-ci vient à mourir ; si, pour la troisième fois, il opère un sectateur des démons et si celui-ci vient à mourir, il est inapte à tout jamais. (Qu'après cela, il ne soigne pas de Mazdéens, il n'opère pas de Mazdéens, de peur de [les] blesser. Si, après cela, il soigne des Mazdéens, s'il opère des Mazdéens, s'il [les] blesse), qu'il paie la blessure du blessé par la peine du *baodhôvarsta*. Si, une première fois, il opère un sectateur des démons et si celui-ci guérit ; si, une seconde fois, il opère un sectateur des démons et si celui-ci guérit ; si, une troisième fois, il opère un sectateur des démons et si celui ci guérit, il est apte pour toujours. (Que, dès lors, il soigne à son gré les Mazdéens, qu'il opère à son gré les Mazdéens !)

« Qu'il soigne un prêtre pour la prière [déterminée] de bénédiction. Qu'il soigne un chef de maison pour une bête de trait de la petite espèce ; qu'il soigne un maître de hameau pour une bête de trait de l'espèce moyenne ; qu'il soigne un maître de clan pour une bête de trait de la grande espèce ; qu'il soigne un maître de district pour un quadrige. Qu'il soigne, d'abord, la femme d'un chef de maison pour une ânesse ; qu'il soigne la femme d'un chef de hameau pour une vache ; qu'il soigne la femme d'un chef de clan pour une jument ; qu'il soigne la femme d'un chef de district pour une chamelle ; qu'il soigne un fils du hameau pour une bête de trait de la grande espèce. Qu'il soigne une bête de trait de la grande espèce pour une bête de trait de l'espèce moyenne ; qu'il soigne une bête de trait de l'espèce moyenne pour une bête de trait de la petite espèce ; qu'il soigne une bête de trait de la petite espèce pour un animal appartenant au petit bétail ; qu'il soigne un animal appartenant au petit bétail pour la nourriture d'un bœuf.

« Et lorsque sont réunis nombre de médecins, ô très-saint Zarathustra ! médecins opérateurs, médecins traitant par les simples, médecins traitant par le texte saint ; celui-là est le meilleur des médecins qui traite par le texte saint ».

III.

Il est à peine utile d'ajouter que si tous les biens de ce monde ont été créés par Ahura Mazdâ, c'est à Anra mainyu que l'on doit par contre tous les maux, y compris les maladies. Dans le vingt-deuxième chapitre du Vendidad, en trois passages très-explicites (versets 6, 24, 39), Ahura Mazdâ révèle à Zarathustra cette origine des maladies ; il dit en termes formels qu'Anra mainyu est leur auteur et les a lancés sur la terre.

Nous avons vu dans un précédent article (t. IX, p. 175-

189), qu'au contraire du judaïsme, et plus tard du christianisme, la religion éranienne se refusait à voir dans un seul et même principe la source des maux en même temps que celle des biens. La théorie cosmogonique des Eraniens était sans doute une théorie purement métaphysique; mais dans cette conception dualistique des choses de l'univers; elle avait au moins ce mérite de sauver jusqu'à un certain point les droits de la logique et du bon sens.

A. Hovelacque.

18

www.ingramcontent.com/pod-product-compliance
Lightning Source LLC
Chambersburg PA
CBHW060508200326
41520CB00017B/4955